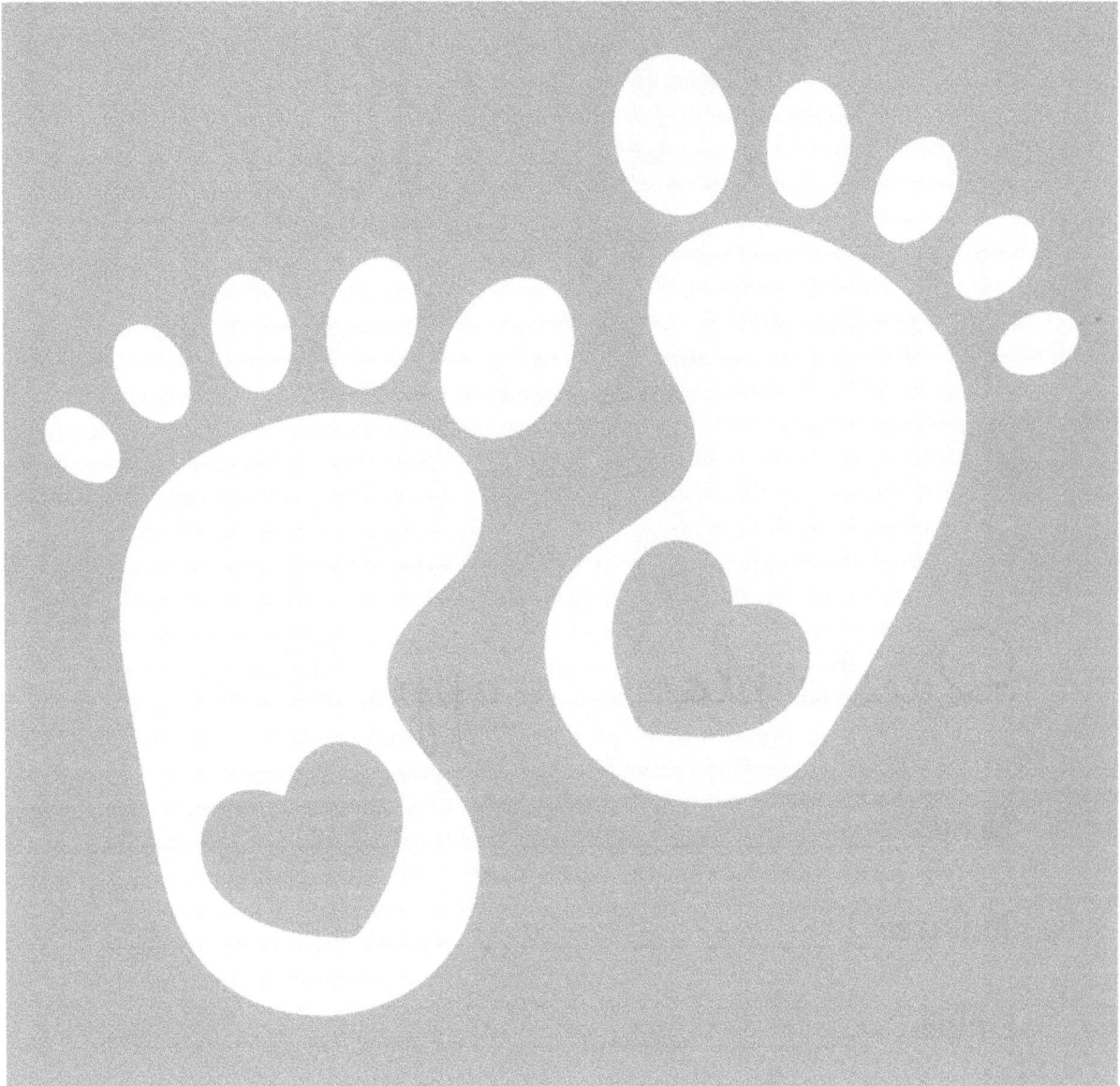

La mia agenda di gravidanza

LOADING

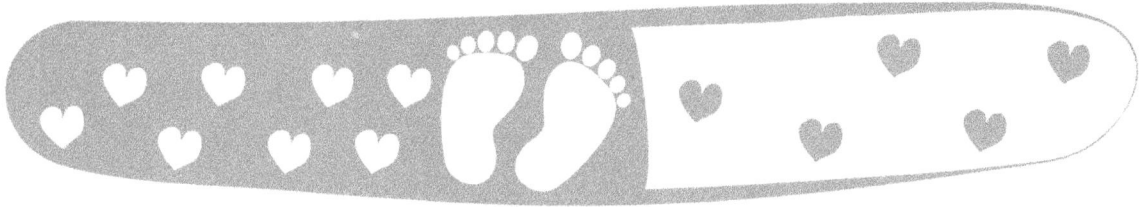

Questo planner appartiene a:

Nome: _____

Indirizzo: _____

E-mail: _____

Sito web: _____

Telefono: _____

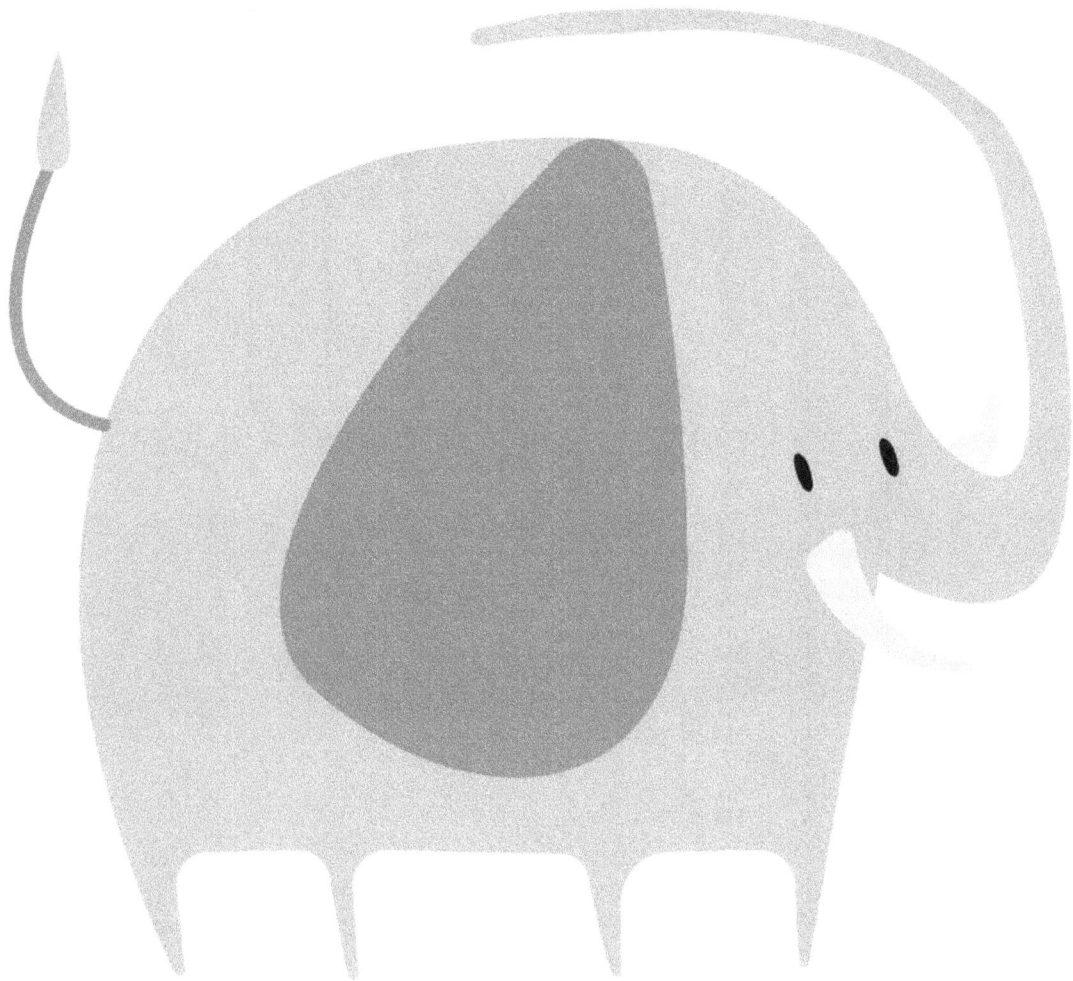

Io ho ....Anni

Questa è la mia ....Gravidanza

Sono incinta

Data in cui l'ho scoperto:

Come ho rivelato la gravidanza al mio coniuge

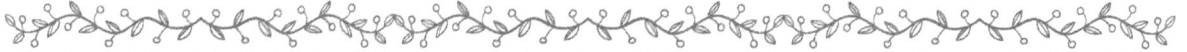

Reazione del coniuge

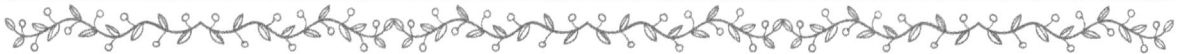

A chi ho detto il prossimo?

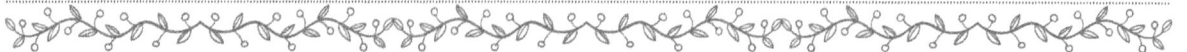

Diario degli appuntamenti

Data:

Nome del medico:

Età di gestazione:

Peso:

Pressione arteriosa:

Altezza del fondo:

Frequenza cardiaca del bambino:

Note di discussione

Diario degli appuntamenti

Data:

Nome del medico:

Età di gestazione:

Peso:

Pressione arteriosa:

Altezza del fondo:

Frequenza cardiaca del bambino:

Note di discussione

Diario degli appuntamenti

Data:

Nome del medico:

Età di gestazione:

Peso:

Pressione arteriosa:

Altezza del fondo:

Frequenza cardiaca del bambino:

Note di discussione

Diario degli appuntamenti

Data:

Nome del medico:

Età di gestazione:

Peso:

Pressione arteriosa:

Altezza del fondo:

Frequenza cardiaca del bambino:

Note di discussione

Diario degli appuntamenti

Data:

Nome del medico:

Età di gestazione:

Peso:

Pressione arteriosa:

Altezza del fondo:

Frequenza cardiaca del bambino:

Note di discussione

Diario degli appuntamenti

Data:

Nome del medico:

Età di gestazione:

Peso:

Pressione arteriosa:

Altezza del fondo:

Frequenza cardiaca del bambino:

Note di discussione

Diario degli appuntamenti

Data:

Nome del medico:

Età di gestazione:

Peso:

Pressione arteriosa:

Altezza del fondo:

Frequenza cardiaca del bambino:

Note di discussione

Diario degli appuntamenti

Data:

Nome del medico:

Età di gestazione:

Peso:

Pressione arteriosa:

Altezza del fondo:

Frequenza cardiaca del bambino:

Note di discussione

Settimana:..........................

Data:

Peso attuale:

Il bambino ha le dimensioni di:

Misura della pancia:

Voglie

Avversioni

Sintomi

Pietre miliari

Di cosa sono preoccupato?

Di cosa sono entusiasta?

I miei pensieri e sentimenti

Pianificazione dei pasti

Lunedì

Sabato

Martedì

Domenica

Mercoledì

Lista di prodotti alimentari

Giovedì

Venerdì

Giornalismo

Settimana:..........................

Data: ....

Peso attuale: ....

Il bambino ha le dimensioni di: ....

Misura della pancia: ....

Voglie

Avversioni

Sintomi

Pietre miliari

Di cosa sono preoccupato?

Di cosa sono entusiasta?

I miei pensieri e sentimenti

Pianificazione dei pasti

Lunedì

Martedì

Mercoledì

Giovedì

Venerdì

Sabato

Domenica

Lista di prodotti alimentari

Giornalismo

Settimana:........................

Data:

Peso attuale:

Il bambino ha le dimensioni di:

Misura della pancia:

Voglie

Avversioni

Sintomi

Pietre miliari

Di cosa sono preoccupato?

Di cosa sono entusiasta?

I miei pensieri e sentimenti

Pianificazione dei pasti

Lunedì

Sabato

Martedì

Domenica

Mercoledì

Lista di prodotti alimentari

Giovedì

Venerdì

Giornalismo

Settimana:...........................

Data: ....

Peso attuale: ....

Il bambino ha le dimensioni di: ....

Misura della pancia: ....

Voglie

Avversioni

Sintomi

Pietre miliari

Di cosa sono preoccupato?

Di cosa sono entusiasta?

I miei pensieri e sentimenti

Pianificazione dei pasti

Lunedì

Sabato

Martedì

Domenica

Mercoledì

Lista di prodotti alimentari

Giovedì

Venerdì

Giornalismo

Settimana:............................

Data:

Il bambino ha le dimensioni di:

Peso attuale:

Misura della pancia:

Voglie	Avversioni

Sintomi	Pietre miliari

Di cosa sono preoccupato?	Di cosa sono entusiasta?

I miei pensieri e sentimenti

Pianificazione dei pasti

Lunedì

Sabato

Martedì

Domenica

Mercoledì

Lista di prodotti alimentari

Giovedì

Venerdì

Giornalismo

Settimana:........................

Data: ....

Peso attuale: ....

Il bambino ha le dimensioni di: ....

Misura della pancia: ....

Voglie	Avversioni

Sintomi	Pietre miliari

Di cosa sono preoccupato?	Di cosa sono entusiasta?

I miei pensieri e sentimenti

Pianificazione dei pasti

Lunedì

Sabato

Martedì

Domenica

Mercoledì

Lista di prodotti alimentari

Giovedì

Venerdì

Giornalismo

Settimana:.....................

Data: ....

Peso attuale: ....

Il bambino ha le dimensioni di: ....

Misura della pancia: ....

Voglie	Avversioni

Sintomi	Pietre miliari

Di cosa sono preoccupato?	Di cosa sono entusiasta?

I miei pensieri e sentimenti

Pianificazione dei pasti

Lunedì	Sabato

Martedì	Domenica

Mercoledì	Lista di prodotti alimentari

Giovedì	

Venerdì	

Giornalismo

Settimana:.........................

Data: ....

Peso attuale: ....

Il bambino ha le dimensioni di: ....

Misura della pancia: ....

Voglie	Avversioni

Sintomi	Pietre miliari

Di cosa sono preoccupato?	Di cosa sono entusiasta?

I miei pensieri e sentimenti

Pianificazione dei pasti

Lunedì

Sabato

Martedì

Domenica

Mercoledì

Lista di prodotti alimentari

Giovedì

Venerdì

Giornalismo

Settimana:..........................

Data: ....

Il bambino ha le dimensioni di: ....

Peso attuale: ....

Misura della pancia: ....

Voglie

Avversioni

Sintomi

Pietre miliari

Di cosa sono preoccupato?

Di cosa sono entusiasta?

I miei pensieri e sentimenti

Pianificazione dei pasti

Lunedì

Sabato

Martedì

Domenica

Mercoledì

Lista di prodotti alimentari

Giovedì

Venerdì

Giornalismo

Settimana:................................

Data: ....

Peso attuale: ....

Il bambino ha le dimensioni di: ....

Misura della pancia: ....

Voglie

Avversioni

Sintomi

Pietre miliari

Di cosa sono preoccupato?

Di cosa sono entusiasta?

I miei pensieri e sentimenti

Pianificazione dei pasti

Lunedì

Sabato

Martedì

Domenica

Mercoledì

Lista di prodotti alimentari

Giovedì

Venerdì

Giornalismo

Settimana:........................

Data:

Peso attuale:

Il bambino ha le dimensioni di:

Misura della pancia:

Voglie

Avversioni

Sintomi

Pietre miliari

Di cosa sono preoccupato?

Di cosa sono entusiasta?

I miei pensieri e sentimenti

Pianificazione dei pasti

Lunedì

Sabato

Martedì

Domenica

Mercoledì

Lista di prodotti alimentari

Giovedì

Venerdì

Giornalismo

Settimana:..........................

Data: ....

Peso attuale: ....

Il bambino ha le dimensioni di: ....

Misura della pancia: ....

Voglie

Avversioni

Sintomi

Pietre miliari

Di cosa sono preoccupato?

Di cosa sono entusiasta?

I miei pensieri e sentimenti

Pianificazione dei pasti

Lunedì

Martedì

Mercoledì

Giovedì

Venerdì

Sabato

Domenica

Lista di prodotti alimentari

Giornalismo

Settimana:...........................

Data:

Peso attuale:

Il bambino ha le dimensioni di:

Misura della pancia:

Voglie	Avversioni

Sintomi	Pietre miliari

Di cosa sono preoccupato?	Di cosa sono entusiasta?

I miei pensieri e sentimenti

Pianificazione dei pasti

Lunedì

Martedì

Mercoledì

Giovedì

Venerdì

Sabato

Domenica

Lista di prodotti alimentari

Giornalismo

Settimana:...........................

Data:

Peso attuale:

Il bambino ha le dimensioni di:

Misura della pancia:

Voglie

Avversioni

Sintomi

Pietre miliari

Di cosa sono preoccupato?

Di cosa sono entusiasta?

I miei pensieri e sentimenti

Pianificazione dei pasti

Lunedì

Sabato

Martedì

Domenica

Mercoledì

Lista di prodotti alimentari

Giovedì

Venerdì

Giornalismo

Settimana:..........................

Data: ....

Peso attuale: ....

Il bambino ha le dimensioni di: ....

Misura della pancia: ....

Voglie

Avversioni

Sintomi

Pietre miliari

Di cosa sono preoccupato?

Di cosa sono entusiasta?

I miei pensieri e sentimenti

Pianificazione dei pasti

Lunedì

Martedì

Mercoledì

Giovedì

Venerdì

Sabato

Domenica

Lista di prodotti alimentari

Giornalismo

Settimana:..........................

Data: ....

Il bambino ha le dimensioni di: ....

Peso attuale: ....

Misura della pancia: ....

Voglie	Avversioni

Sintomi	Pietre miliari

Di cosa sono preoccupato?	Di cosa sono entusiasta?

I miei pensieri e sentimenti

Pianificazione dei pasti

Lunedì

Martedì

Mercoledì

Giovedì

Venerdì

Sabato

Domenica

Lista di prodotti alimentari

Giornalismo

Settimana:.........................

Data:

Peso attuale:

Il bambino ha le dimensioni di:

Misura della pancia:

Voglie	Avversioni

Sintomi	Pietre miliari

Di cosa sono preoccupato?	Di cosa sono entusiasta?

I miei pensieri e sentimenti

Pianificazione dei pasti

Lunedì

Sabato

Martedì

Domenica

Mercoledì

Lista di prodotti alimentari

Giovedì

Venerdì

Giornalismo

Settimana:...........................

Data: ....

Peso attuale: ....

Il bambino ha le dimensioni di: ....

Misura della pancia: ....

Voglie

Avversioni

Sintomi

Pietre miliari

Di cosa sono preoccupato?

Di cosa sono entusiasta?

I miei pensieri e sentimenti

Pianificazione dei pasti

Lunedì

Sabato

Martedì

Domenica

Mercoledì

Lista di prodotti alimentari

Giovedì

Venerdì

Giornalismo

Settimana:........................

Data:

Peso attuale:

Il bambino ha le dimensioni di:

Misura della pancia:

Voglie

Avversioni

Sintomi

Pietre miliari

Di cosa sono preoccupato?

Di cosa sono entusiasta?

I miei pensieri e sentimenti

Pianificazione dei pasti

Lunedì

Martedì

Mercoledì

Giovedì

Venerdì

Sabato

Domenica

Lista di prodotti alimentari

Giornalismo

Settimana:...........................

Data:

Peso attuale:

Il bambino ha le dimensioni di:

Misura della pancia:

Voglie

Avversioni

Sintomi

Pietre miliari

Di cosa sono preoccupato?

Di cosa sono entusiasta?

I miei pensieri e sentimenti

Pianificazione dei pasti

Lunedì

Martedì

Mercoledì

Giovedì

Venerdì

Sabato

Domenica

Lista di prodotti alimentari

Giornalismo

Settimana:..........................

Data: ....

Peso attuale: ....

Il bambino ha le dimensioni di: ....

Misura della pancia: ....

Voglie

Avversioni

Sintomi

Pietre miliari

Di cosa sono preoccupato?

Di cosa sono entusiasta?

I miei pensieri e sentimenti

Pianificazione dei pasti

Lunedì

Sabato

Martedì

Domenica

Mercoledì

Lista di prodotti alimentari

Giovedì

Venerdì

Giornalismo

Settimana:...........................

Data:

Peso attuale:

Il bambino ha le dimensioni di:

Misura della pancia:

Voglie

Avversioni

Sintomi

Pietre miliari

Di cosa sono preoccupato?

Di cosa sono entusiasta?

I miei pensieri e sentimenti

Pianificazione dei pasti

Lunedì

Sabato

Martedì

Domenica

Mercoledì

Lista di prodotti alimentari

Giovedì

Venerdì

Giornalismo

Settimana:........................

Data: ....

Peso attuale: ....

Il bambino ha le dimensioni di: ....

Misura della pancia: ....

Voglie

Avversioni

Sintomi

Pietre miliari

Di cosa sono preoccupato?

Di cosa sono entusiasta?

I miei pensieri e sentimenti

Pianificazione dei pasti

Lunedì

Sabato

Martedì

Domenica

Mercoledì

Lista di prodotti alimentari

Giovedì

Venerdì

Giornalismo

Settimana:..........................

Data: ....

Peso attuale: ....

Il bambino ha le dimensioni di: ....

Misura della pancia: ....

Voglie

Avversioni

Sintomi

Pietre miliari

Di cosa sono preoccupato?

Di cosa sono entusiasta?

I miei pensieri e sentimenti

Pianificazione dei pasti

Lunedì

Sabato

Martedì

Domenica

Mercoledì

Lista di prodotti alimentari

Giovedì

Venerdì

Giornalismo

Settimana:..........................

Data: ....

Peso attuale: ....

Il bambino ha le dimensioni di: ....

Misura della pancia: ....

Voglie

Avversioni

Sintomi

Pietre miliari

Di cosa sono preoccupato?

Di cosa sono entusiasta?

I miei pensieri e sentimenti

Pianificazione dei pasti

Lunedì

Sabato

Martedì

Domenica

Mercoledì

Lista di prodotti alimentari

Giovedì

Venerdì

Giornalismo

Settimana:............................

Data: ....

Peso attuale: ....

Il bambino ha le dimensioni di: ....

Misura della pancia: ....

Voglie

Avversioni

Sintomi

Pietre miliari

Di cosa sono preoccupato?

Di cosa sono entusiasta?

I miei pensieri e sentimenti

Pianificazione dei pasti

Lunedì

Martedì

Mercoledì

Giovedì

Venerdì

Sabato

Domenica

Lista di prodotti alimentari

Giornalismo

Settimana:.........................

Data: ....

Peso attuale: ....

Il bambino ha le dimensioni di: ....

Misura della pancia: ....

Voglie

Avversioni

Sintomi

Pietre miliari

Di cosa sono preoccupato?

Di cosa sono entusiasta?

I miei pensieri e sentimenti

Pianificazione dei pasti

Lunedì

Sabato

Martedì

Domenica

Mercoledì

Lista di prodotti alimentari

Giovedì

Venerdì

Giornalismo

Settimana:........................

Data:

Peso attuale:

Il bambino ha le dimensioni di:

Misura della pancia:

Voglie

Avversioni

Sintomi

Pietre miliari

Di cosa sono preoccupato?

Di cosa sono entusiasta?

I miei pensieri e sentimenti

Pianificazione dei pasti

Lunedì

Sabato

Martedì

Domenica

Mercoledì

Lista di prodotti alimentari

Giovedì

Venerdì

Giornalismo

Settimana:.........................

Data: ....

Peso attuale: ....

Il bambino ha le dimensioni di: ....

Misura della pancia: ....

Voglie

Avversioni

Sintomi

Pietre miliari

Di cosa sono preoccupato?

Di cosa sono entusiasta?

I miei pensieri e sentimenti

Pianificazione dei pasti

Lunedì

Sabato

Martedì

Domenica

Mercoledì

Lista di prodotti alimentari

Giovedì

Venerdì

Giornalismo

Settimana:...........................

Data: _____

Peso attuale: _____

Il bambino ha le dimensioni di: _____

Misura della pancia: _____

Voglie

Avversioni

Sintomi

Pietre miliari

Di cosa sono preoccupato?

Di cosa sono entusiasta?

I miei pensieri e sentimenti

Pianificazione dei pasti

Lunedì

Sabato

Martedì

Domenica

Mercoledì

Lista di prodotti alimentari

Giovedì

Venerdì

Giornalismo

Settimana:......................

Data:

Peso attuale:

Il bambino ha le dimensioni di:

Misura della pancia:

Voglie	Avversioni

Sintomi	Pietre miliari

Di cosa sono preoccupato?	Di cosa sono entusiasta?

I miei pensieri e sentimenti

Pianificazione dei pasti

Lunedì

Martedì

Mercoledì

Giovedì

Venerdì

Sabato

Domenica

Lista di prodotti alimentari

Giornalismo

Settimana:.........................

Data:

Peso attuale:

Il bambino ha le dimensioni di:

Misura della pancia:

Voglie	Avversioni

Sintomi	Pietre miliari

Di cosa sono preoccupato?	Di cosa sono entusiasta?

I miei pensieri e sentimenti

Pianificazione dei pasti

Lunedì

Sabato

Martedì

Domenica

Mercoledì

Lista di prodotti alimentari

Giovedì

Venerdì

Giornalismo

Settimana:..........................

Data: ....

Peso attuale: ....

Il bambino ha le dimensioni di: ....

Misura della pancia: ....

Voglie

Avversioni

Sintomi

Pietre miliari

Di cosa sono preoccupato?

Di cosa sono entusiasta?

I miei pensieri e sentimenti

Pianificazione dei pasti

Lunedì

Martedì

Mercoledì

Giovedì

Venerdì

Sabato

Domenica

Lista di prodotti alimentari

Giornalismo

Settimana:..........................

Data: ....

Peso attuale: ....

Il bambino ha le dimensioni di: ....

Misura della pancia: ....

Voglie

Avversioni

Sintomi

Pietre miliari

Di cosa sono preoccupato?

Di cosa sono entusiasta?

I miei pensieri e sentimenti

Pianificazione dei pasti

Lunedì

Sabato

Martedì

Domenica

Mercoledì

Lista di prodotti alimentari

Giovedì

Venerdì

Giornalismo

Settimana:..........................

Data:

Il bambino ha le dimensioni di:

Peso attuale:

Misura della pancia:

Voglie	Avversioni

Sintomi	Pietre miliari

Di cosa sono preoccupato?	Di cosa sono entusiasta?

I miei pensieri e sentimenti

Pianificazione dei pasti

Lunedì

Sabato

Martedì

Domenica

Mercoledì

Lista di prodotti alimentari

Giovedì

Venerdì

Giornalismo

Settimana:...........................

Data: _____

Peso attuale: _____

Il bambino ha le dimensioni di: _____

Misura della pancia: _____

Voglie

Avversioni

Sintomi

Pietre miliari

Di cosa sono preoccupato?

Di cosa sono entusiasta?

I miei pensieri e sentimenti

Pianificazione dei pasti

Lunedì

Sabato

Martedì

Domenica

Mercoledì

Lista di prodotti alimentari

Giovedì

Venerdì

Giornalismo

La prima ecografia del bambino

Inserite qui la foto della prima ecografia del bambino!

Data:............................

La seconda ecografia del bambino

Inserite qui la foto della seconda ecografia del bambino!

Data:............................

Terza ecografia del bambino

Inserite qui la foto della terza
ecografia del bambino!

Data:............................

Settimana:...............

Inserite una vostra foto, o foto del pancione
durante la gravidanza!

Data:............................

Settimana:..............

Inserite una vostra foto, o foto del pancione
durante la gravidanza!

Data:............................

Settimana:.............

Inserite una vostra foto, o foto del pancione
durante la gravidanza!

Data:...........................

Settimana:..............

Inserite una vostra foto, o foto del pancione
durante la gravidanza!

Data:...........................

Settimana:..............

Inserite una vostra foto, o foto del pancione
durante la gravidanza!

Data:............................

Settimana:...............

Inserite una vostra foto, o foto del pancione
durante la gravidanza!

Data:...........................

Settimana:..............

Inserite una vostra foto, o foto del pancione
durante la gravidanza!

Data:...........................

Settimana:...............

Inserite una vostra foto, o foto del pancione
durante la gravidanza!

Data:...........................

Settimana:..............

Inserite una vostra foto, o foto del pancione
durante la gravidanza!

Data:............................

Il mio piano per il giorno della nascita

Data di scadenza:

Nome: Nome del partner:

Medico: Ospedale:

Metodo di parto previsto:

Metodo di consegna di riserva:

Note speciali:

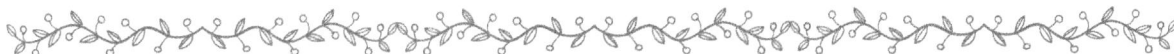

Voglio che queste persone siano presenti durante il travaglio/parto:

Partner:

Amici:

Parenti:

Doula:

Bambini:

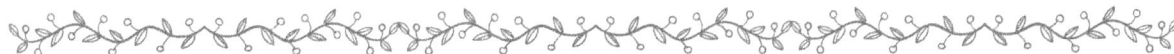

Note

Elenco dei suggerimenti per la borsa dell'ospedale

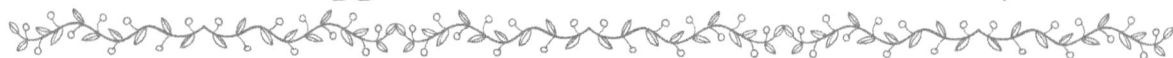

Se vi state chiedendo cosa mettere nella borsa dell'ospedale per il travaglio, ecco gli elementi essenziali che dovreste raccogliere per evitare la fretta dell'ultimo minuto di riempire la valigia tra una contrazione e l'altra.

Elementi essenziali della borsa dell'ospedale:

- Patente di guida o altro documento di riconoscimento
- Tessera assicurativa e tutti i documenti ospedalieri compilati
- Il vostro piano di nascita, se ne avete uno (portatene più copie da dare al vostro medico e alle varie infermiere)
- Il vostro telefono e un caricabatterie
- Un vestito per il vostro bambino da portare a casa
- Abbigliamento per voi da indossare a casa (pensate a vestiti larghi, morbidi e comodi!)
- Una piccola borsa per le forniture extra dell'ospedale e per i regali che potreste ricevere
- Seggiolino auto per neonati (deve essere di dimensioni adeguate al peso tipico di un neonato e deve essere installato correttamente). Qualche settimana prima del parto, installate il vostro e fatelo ispezionare da un tecnico certificato.

Lista di controllo della borsa dell'ospedale per la mamma:

Articoli personali

- Fascette per capelli, fermagli o una fascia per tenere i capelli lontani dal viso durante il travaglio
- Spazzolino da denti, dentifricio e colluttorio
- Spazzola per capelli, pettine
- Occhiali, lenti a contatto e soluzione salina se si portano le lenti
- Lozione, balsamo per le labbra e deodorante
- Maxi assorbenti extra-assorbenti (l'ospedale li fornirà, ma è meglio che usiate la marca con cui vi sentite più a vostro agio)
- Shampoo, balsamo, lavaggio del viso, sapone, gel per la doccia, trucco e tutto ciò che serve per sentirvi rinfrescate dopo il parto
- Oli per massaggi o lozioni per il travaglio, se ne avete con voi

Abbigliamento:

- Paio di biancheria intima extra adatta ad essere indossata con i maxi-assorbenti
- Reggiseno per l'allattamento e cuscinetti per il seno per eventuali perdite, nel caso in cui si preveda di allattare
- Camicia da notte o pigiama
- Accappatoio leggero da indossare in caso di arrivo di visitatori
- Calzini comodi con suola aderente o pantofole
- Cardigan, pile con zip o pantaloni della tuta in caso di raffreddore

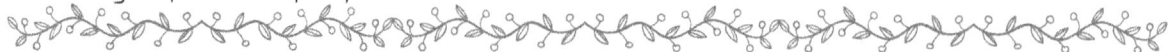

Elenco dei suggerimenti per la borsa dell'ospedale

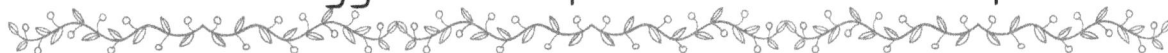

Intrattenimento/cibo

- Spuntini da consumare durante il travaglio (i vostri spuntini saranno limitati e devono essere approvati dal vostro medico curante; il vostro partner dovrebbe portare con sé panini e stuzzichini nutrienti in modo da non doversi allontanare da voi per trovare qualcosa da mangiare)
- Spuntini per il dopo parto - non contate sul fatto che l'ospedale o il centro per il parto ve li forniscano nel cuore della notte (pensate a cracker, muesli, bastoncini di carote, mele)
- Musica o cuffie da collegare al telefono
- Diversivi per un lungo travaglio, come un romanzo appassionante, cruciverba, riviste, un mazzo di carte, un computer portatile o giochi elettronici portatili
- Un libro per la cura del bambino, come "Cosa aspettarsi nel primo anno" (se avete spazio per metterlo in valigia e se pensate di avere la possibilità di guardarlo)
- Un libro di ricordi del bambino, per annotare i primi pensieri e i primi ricordi.

Articoli vari

- Il vostro cuscino preferito o una coperta leggera con cui accoccolarvi
- Il vostro kit per la conservazione del sangue del cordone ombelicale, se state conservando il sangue del cordone ombelicale del vostro bambino (se decidete di conservare il sangue del cordone ombelicale del vostro bambino all'ultimo minuto, potete farvi consegnare un kit dalla società o chiedere all'ospedale se ci sono kit disponibili per voi).
- Tutti i ricordi che vorrete portare con voi, come ad esempio le foto di famiglia.
- L'elenco delle persone da chiamare per condividere o inviare un messaggio con la buona notizia.
- Un piccolo cestino di prodotti per il personale da consegnare insieme al piano di nascita, se lo desiderate.

Lista di controllo della borsa dell'ospedale per il bambino:

Il vostro bambino non avrà bisogno di molto di più di qualcosa da portare a casa e del suo seggiolino, ma ecco alcuni altri articoli da considerare, a seconda del tempo e delle dimensioni della vostra borsa:

- Lozione per bambini, crema per pannolini e uno o due pannolini (anche se l'ospedale ne fornirà in abbondanza).
- Un abbigliamento per il rientro a casa, compresi calzini o scarpine
- Una coperta per ricevere e un paio di panni per il ruttino
- Strati extra come un maglione o un fagottino, oltre a un berretto di maglia se fuori fa freddo
- Un cappello con una piccola tesa nel caso in cui ci sia il sole

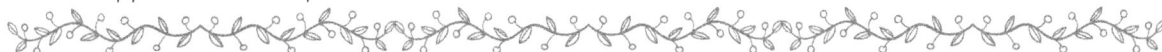

Elenco dei suggerimenti per la borsa dell'ospedale

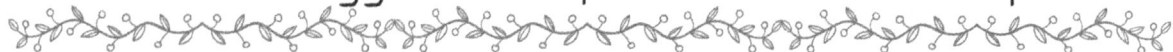

Lista di controllo della borsa dell'ospedale per i partner

Il travaglio può essere lungo e ci saranno momenti in cui il vostro partner non avrà molto da fare. Ecco cosa potrebbe essere utile:

Oggetti personali:

- Telefono e caricabatterie
- Gomme, mentine, balsamo per le labbra
- Spazzolino da denti, dentifricio, deodorante, lenti a contatto di ricambio, occhiali e altri articoli da toilette
- Un cuscino da viaggio o un cuscino da letto in caso di sonnellino del gatto o di pernottamento

Abbigliamento:

- Una felpa o una giacca per le corse veloci in farmacia o in rosticceria.
- Un cambio di biancheria intima e una maglietta fresca nel caso in cui il travaglio si protragga a lungo
- Pigiama in caso di pernottamento

Intrattenimento/cibo:

- Spuntini - e ancora spuntini, soprattutto quelli che si conservano bene (pretzel, mix di cereali, barrette di muesli)
- Banconote di piccolo taglio o spiccioli per i distributori automatici e la mensa dell'ospedale
- Borraccia riutilizzabile o altra bevanda (succo di frutta, Gatorade)
- Una macchina fotografica e/o una videocamera, se ne avete una e volete catturare i primi ricordi.
- Divertimenti, come tascabili, giornali, riviste o Sudok

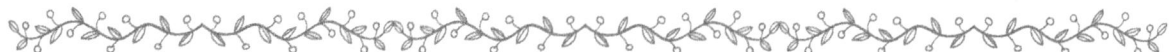

Lista di controllo della borsa dell'ospedale

Idee per il nome del bambino

Le nostre scelte migliori

Caro bambino

Lista delle cose da fare per l'asilo nido

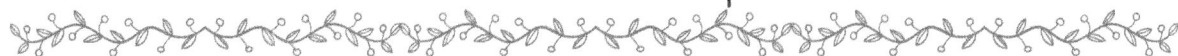

Una culla o un lettino. Il bambino ha bisogno di uno spazio sicuro, piatto e solido per dormire. Non mettete nella culla coperte, cuscini, peluche, paracolpi, decorazioni o qualsiasi altra cosa che non sia un lenzuolo a pieghe con il vostro bambino. Tuttavia, sotto la culla è un'altra storia, ed è un ottimo posto per riporre il bambino.

Un materasso per culla. Ricordate che dovrete acquistare anche un materasso per la culla! Non registrate solo la culla e poi dimenticate che vi servirà anche il materasso. È bene avere anche dei proteggi-materasso impermeabili (due, in modo da poterli cambiare).

Lenzuola per la culla. Vi serviranno almeno tre lenzuola per la culla, perché a volte è necessario cambiarle più di una volta a notte a causa di rigurgiti e perdite di pannolino.

Un fasciatoio e articoli per pannolini. Questa è un'ottima occasione per raddoppiare e mettere un fasciatoio sopra un comò o un altro mobile. Avrete bisogno di un contenitore (o del cassetto superiore di un comò) per pannolini, salviette e crema per pannolini, ma non avrete bisogno di uno scaldasalviette. Sono necessari almeno due copri-fasciatoio.

Una sedia a dondolo o un'altalena. Per le poppate (allattamento al seno o con il biberon) e per il dondolio per la nanna, è necessario un posto dove potersi sedere, soprattutto nel cuore della notte. Il poggiapiedi abbinato non è però indispensabile. Anche un cuscino per l'allattamento (utile anche per l'allattamento artificiale) è molto utile.

Un cestino. Quando cambiate i vestiti del vostro bambino sul fasciatoio, volete poter mettere i vestiti sporchi in un cesto. Ne vorrete uno che non occupi troppo spazio sul pavimento (pensate ad uno alto e stretto invece che largo e corto) e che sia facilmente trasportabile in lavatrice (o con un sacchetto rimovibile).

Un secchio per pannolini. Accanto alla stazione di cambio, è necessario un posto dove smaltire i pannolini sporchi. L'ideale sarebbe qualcosa di coperto e sigillato, come un pannolino Genie.

Un baby monitor. A meno che non dormiate accanto o nella stanza e non vi sentiate sicuri di essere svegliati dalle grida del vostro bambino, procuratevi un baby monitor in modo da essere avvisati quando è il momento di andare nella nursery per qualsiasi cosa il bambino abbia bisogno. Un monitor video non è indispensabile, ma è sicuramente molto utile.

Contenitore per i vestiti. Avrete bisogno di una cassettiera o di un armadio (o di entrambi!) per i vestiti del vostro bambino.

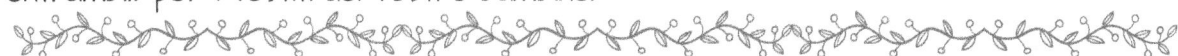

Lista delle cose da fare per l'asilo nido

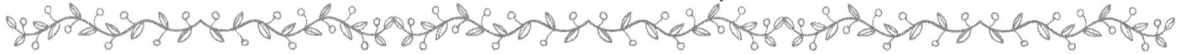

Cosa è bello avere in una nursery.

Un umidificatore. Potrebbe non essere necessario e molti bambini ne fanno a meno.

Oggetti a prova di bambino. Naturalmente questi sono indispensabili nei mesi successivi, ma per ora non dovete preoccuparvi di chiusure o copri pomelli. Ma se non riuscite a pensare a cosa aggiungere alla vostra lista di nozze, perché non iniziare subito con questi articoli?

Pannolini extra. Registrate alcuni pannolini di taglia 1, 2 e 3 per avere un vantaggio. Verranno sicuramente utilizzati e non si sa mai quanto sarà grande il bambino quando nascerà.

Tende oscuranti. Qualsiasi tenda va bene, ma le tende oscuranti aiutano a garantire che il bambino non venga svegliato dal sole durante i pisolini.

Un cellulare. Il vostro bambino starà benissimo anche senza, anche se sono molto utili per aiutarlo ad addormentarsi.

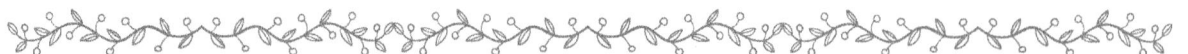

Lista delle cose da fare per l'asilo nido

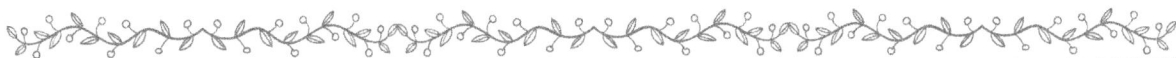

Elenco delle cose da fare	Elenco degli acquisti

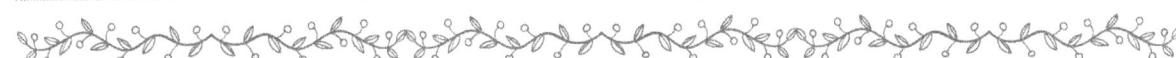

Lista della spesa per bambini

Idee e Note

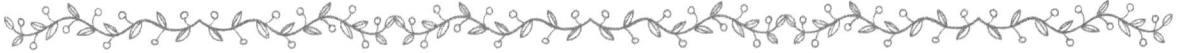

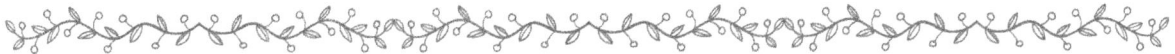

Idee e Note

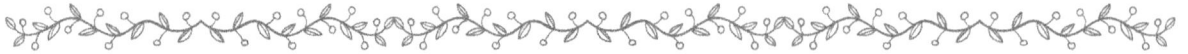

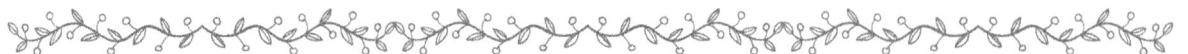

Idee e Note

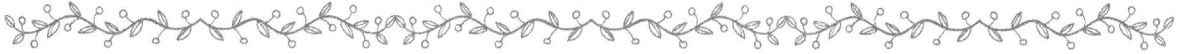

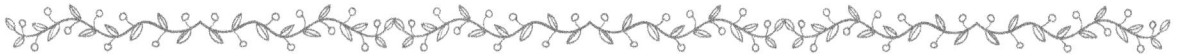

Idee e Note

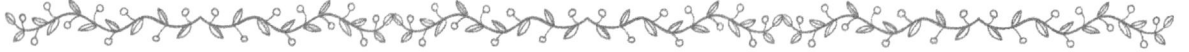

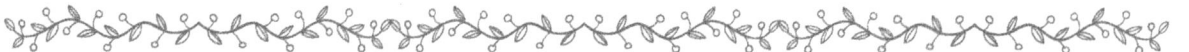

Idee e Note

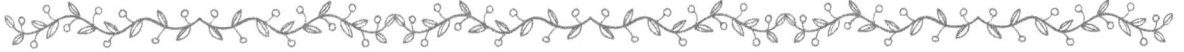

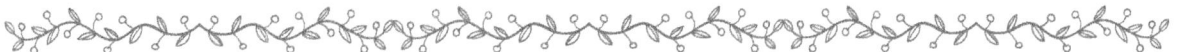

Idee e Note

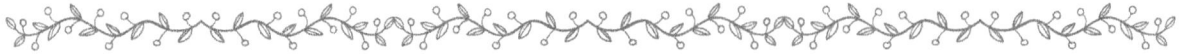

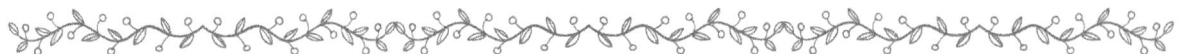

Grazie mille!

per aver provato il nostro Diario di Gravidanza!

Saremo felici di sentirvi!

Se avete trovato questo notebook valido, vi preghiamo di,

supportateci e lasciate una recensione.

Se avete suggerimenti o problemi con questo giornale, o se

volete testare i nostri ultimi quaderni.

volete testare alcuni dei nostri ultimi quaderni

vi preghiamo di inviarci un'e-mail.

Inviare l'e-mail a:

pickme.readme@gmail.com

www.ingramcontent.com/pod-product-compliance
Lightning Source LLC
Chambersburg PA
CBHW080420030426
42335CB00020B/2522